I Can Remember
Help Mate

Help Mate is a guide for caregivers and family members to help patients derive the greatest benefits from *I Can Remember*.

If the patient lives alone and does not have daily care, more effort must be made to remind the patient to record events in *I Can Remember*. If a caregiver is present, a patient should keep *I Can Remember* current as part of his or her daily responsibility.

Using *I Can Remember*

1. Have patience.

2. The patient will need plenty of time to get into the habit of using *I Can Remember*. Our research has shown that after two to three weeks of repetitive use, *I Can Remember* often stimulates long-term memory.

3. *I Can Remember* should be open and ready for use throughout the day. Activities should be recorded as they occur — to ensure that memories are captured!

4. To reinforce the use of *I Can Remember*, try to call the patient on a daily basis and ask questions about his day. If his response is "I don't remember," refer him to *I Can Remember*. Ask the patient to read what he's done during the day. Doing so reinforces the use and benefits of *I Can Remember*.

5. After several weeks of using *I Can Remember*, the patient will want to read to you his entire day's activities. He will be proud of his ability to communicate and maintain the dignity of remembering.

How to Start

1. Begin by explaining to the patient that *I Can Remember* is a workbook that will help him to track and remember his daily activities.

2. Turn to page 9, "My Self." Read the questions together and fill out the information requested. This page will serve as a short biography of the patient. It will be important for caregiver and patient alike. If the patient is unable to answer or remember favorite foods, activities, names, etc., the caregiver should supply that information. The caregiver and the patient can always go back and add more!

3. Turn to the first daily page. Have the patient refer to a calendar or newspaper so he can fill in the day and date. This daily entry becomes a reference point for everything that follows. The patient is now able to read and remember what he's done on any particular day.

4. Go over the various questions with the patient. Have him circle the icons or fill in the blanks where appropriate. Remember: Have patience.

5. The daily pages should be filled in by the patient. When the patient is unable to write, the caregiver should keep *I Can Remember* current with the involvement of the patient.

I Can Remember

I Can Remember

A Daily Journal for People with Memory Problems

GERRY OLIN GREENGRASS

JEREMY P. TARCHER/PUTNAM
a member of
Penguin Putnam Inc.
New York

Most Tarcher/Putnam books are available at special quantity discounts for bulk purchases for sales promotions, premiums, fund-raising, and educational needs. Special books or book excerpts also can be created to fit specific needs. For details, write Putnam Special Markets, 375 Hudson Street, New York, NY 10014.

Jeremy P. Tarcher/Putnam
a member of
Penguin Putnam Inc.
375 Hudson Street
New York, NY 10014
www.penguinputnam.com

ISBN 0-87477-952-9

Printed in the United States of America
10 9 8 7 6 5 4 3 2 1
This book is printed on acid-free paper. ∞

*"There'll always be
another train along."*

— HARRY OLIN

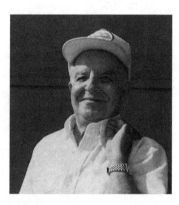

For my father,
Harry Olin,
my wellspring
of optimism

"I can't remember" were the words I heard most frequently from my ninety-year-old father. We both had become frustrated that we no longer could talk about simple things: his walks, meals, favorite TV shows, and friends he had seen. His short-term memories had become irretrievable, and the days became a haze to him.

I Can Remember began as a kind of diary in which Dad could keep track of the activities that made up his day. This simple book became an extraordinary tool that allowed me to share substantively in my father's daily life.

I Can Remember became part of his everyday routine, and he looked forward to writing in it and then sharing his experiences. After a few weeks, Dad automatically referred to the "memory book" when I called, and then proceeded to read and remember what he had done during the day. Using *I Can Remember*, my father became more alert, more proud of himself, and happier. In essence, *I Can Remember* became part of his long-term memory.

Professionals in the field of geriatrics agree that *I Can Remember* is a wonderful aid for caregivers, individuals, and families of anyone experiencing short-term memory loss.

A SHORT BIOGRAPHY OF "MY SELF"

I was born in (place): _____

On: (Month) _____ (Date) _____ (Year) _____

My parents:

_____

_____

My brothers and sisters:

_____

_____

_____

My wife/husband:

_____

My children:

_____

_____

My grandchildren:

_____

_____

_____

My favorite foods:

_____

_____

Foods I don't like:

_____

_____

Things I like to do:

_____

_____

Things I don't like to do:

_____

Information I want to keep:

_____

_____

I Can Remember

Today is...

_____

(Day of the week)   (Month)   (Date)   (Year)

What's the weather today?
(Circle one)

What did I do this morning?

Go to the bathroom	yes ___	no ___	Shower	yes ___	no ___
Brush my teeth	yes ___	no ___	Get dressed	yes ___	no ___
Wash my face	yes ___	no ___	Read the paper	yes ___	no ___
			Take my pills	yes ___	no ___

Other   _____

_____

_____

What did I have for breakfast?

_____

_____

What are my plans for today?
(Make a list, and check them off when they are done!)

_____

_____

_____

_____

What did I have for lunch?

_____

_____

Whom did I see today?   What time?   ...speak to today?   What time?

_____   _____   _____   _____

_____   _____   _____   _____

_____   _____   _____   _____

What did I do this afternoon?

_____

_____

What did I have for dinner?

_____

_____

Anything special on television?

_____

_____

Did I take my evening pills?   yes ___   no ___

How do I feel today?

_____

_____

_____

Today is...

_____

What's the weather today?
(Circle one)

What did I do this morning?

Go to the bathroom	yes ___	no ___	Shower	yes ___	no ___
Brush my teeth	yes ___	no ___	Get dressed	yes ___	no ___
Wash my face	yes ___	no ___	Read the paper	yes ___	no ___
			Take my pills	yes ___	no ___

Other _____

_____

_____

What did I have for breakfast?

_____

_____

What are my plans for today?
(Make a list, and check them off when they are done!)

_____

_____

_____

_____

What did I have for lunch?

_____

_____

Whom did I see today? What time? ...speak to today? What time?

_____ _____ _____ _____

_____ _____ _____ _____

_____ _____ _____ _____

What did I do this afternoon?

_____

_____

What did I have for dinner?

_____

_____

Anything special on television?

_____

_____

Did I take my evening pills?   yes ____   no ____

How do I feel today?

_____

_____

_____

_____

Today is...

_____

What's the weather today?
(Circle one)

What did I do this morning?

Go to the bathroom	yes ___	no ___	Shower	yes ___ no ___
Brush my teeth	yes ___	no ___	Get dressed	yes ___ no ___
Wash my face	yes ___	no ___	Read the paper	yes ___ no ___
			Take my pills	yes ___ no ___

Other _____

_____

_____

What did I have for breakfast?

_____

_____

What are my plans for today?
(Make a list, and check them off when they are done!)

_____

_____

_____

_____

What did I have for lunch?

_____

_____

Whom did I see today? What time? ...speak to today? What time?

_____ _____ _____ _____

_____ _____ _____ _____

_____ _____ _____ _____

What did I do this afternoon?

_____

_____

What did I have for dinner?

_____

_____

Anything special on television?

_____

_____

Did I take my evening pills?   yes ___   no ___

How do I feel today?

_____

_____

_____

Today is...

_____

What's the weather today?
(Circle one)

What did I do this morning?

Go to the bathroom	yes ___	no ___	Shower	yes ___	no ___
Brush my teeth	yes ___	no ___	Get dressed	yes ___	no ___
Wash my face	yes ___	no ___	Read the paper	yes ___	no ___
			Take my pills	yes ___	no ___

Other _____

_____

_____

What did I have for breakfast?

_____

_____

What are my plans for today?
(Make a list, and check them off when they are done!)

_____

_____

_____

_____

What did I have for lunch?

_____

_____

Whom did I see today?   What time?   ...speak to today?   What time?

_____ _____   _____ _____

_____ _____   _____ _____

_____ _____   _____ _____

What did I do this afternoon?

_____

_____

What did I have for dinner?

_____

_____

Anything special on television?

_____

_____

Did I take my evening pills?   yes ___   no ___

How do I feel today?

_____

_____

_____

_____

Today is...

_____
(Day of the week)   (Month)   (Date)   (Year)

What's the weather today?
(Circle one)

What did I do this morning?

Go to the bathroom	yes ___ no ___	Shower	yes ___ no ___
Brush my teeth	yes ___ no ___	Get dressed	yes ___ no ___
Wash my face	yes ___ no ___	Read the paper	yes ___ no ___
		Take my pills	yes ___ no ___

Other _____

_____

_____

What did I have for breakfast?

_____

_____

What are my plans for today?
(Make a list, and check them off when they are done!)

_____

_____

_____

_____

20

What did I have for lunch?

_____

_____

Whom did I see today?   What time?   ...speak to today?   What time?

_____   _____   _____   _____

_____   _____   _____   _____

_____   _____   _____   _____

What did I do this afternoon?

_____

_____

What did I have for dinner?

_____

_____

Anything special on television?

_____

_____

Did I take my evening pills?   yes ___   no ___

How do I feel today?

_____

_____

_____

Today is...

_____
(Day of the week)   (Month)   (Date)   (Year)

What's the weather today?
(Circle one)

What did I do this morning?

Go to the bathroom	yes ___	no ___	Shower	yes ___	no ___
Brush my teeth	yes ___	no ___	Get dressed	yes ___	no ___
Wash my face	yes ___	no ___	Read the paper	yes ___	no ___
			Take my pills	yes ___	no ___

Other _____

_____

_____

What did I have for breakfast?

_____

_____

What are my plans for today?
(Make a list, and check them off when they are done!)

_____

_____

_____

_____

What did I have for lunch?

_____

_____

Whom did I see today?　What time?　...speak to today?　What time?

_____　_____　_____　_____

_____　_____　_____　_____

_____　_____　_____　_____

What did I do this afternoon?

_____

_____

What did I have for dinner?

_____

_____

Anything special on television?

_____

_____

Did I take my evening pills?　　yes ___　　　no ___

How do I feel today?

_____

_____

_____

Today is...

_____
(Day of the week)   (Month)   (Date)   (Year)

What's the weather today?
(Circle one)

What did I do this morning?

Go to the bathroom	yes ___ no ___	Shower	yes ___ no ___
Brush my teeth	yes ___ no ___	Get dressed	yes ___ no ___
Wash my face	yes ___ no ___	Read the paper	yes ___ no ___
		Take my pills	yes ___ no ___

Other _____

_____

_____

What did I have for breakfast?

_____

_____

What are my plans for today?
(Make a list, and check them off when they are done!)

_____

_____

_____

_____

What did I have for lunch?

_____

_____

Whom did I see today? What time? ...speak to today? What time?

_____ _____ _____ _____

_____ _____ _____ _____

_____ _____ _____ _____

What did I do this afternoon?

_____

_____

What did I have for dinner?

_____

_____

Anything special on television?

_____

_____

Did I take my evening pills?   yes ___   no ___

How do I feel today?

_____

_____

_____

Today is...

_____

(Day of the week)   (Month)   (Date)   (Year)

What's the weather today?
(Circle one)

What did I do this morning?

Go to the bathroom	yes ___	no ___	Shower	yes ___	no ___
Brush my teeth	yes ___	no ___	Get dressed	yes ___	no ___
Wash my face	yes ___	no ___	Read the paper	yes ___	no ___
			Take my pills	yes ___	no ___

Other _____

_____

_____

What did I have for breakfast?

_____

_____

What are my plans for today?
(Make a list, and check them off when they are done!)

_____

_____

_____

_____

26

What did I have for lunch?

_____

_____

Whom did I see today?   What time?   ...speak to today?   What time?

_____   _____   _____   _____

_____   _____   _____   _____

_____   _____   _____   _____

What did I do this afternoon?

_____

_____

What did I have for dinner?

_____

_____

Anything special on television?

_____

_____

Did I take my evening pills?   yes ___   no ___

How do I feel today?

_____

_____

_____

Today is...

_____

(Day of the week)　　　(Month)　　　　　(Date)　　(Year)

What's the weather today?
(Circle one)

What did I do this morning?

Go to the bathroom	yes ___	no ___	Shower	yes ___	no ___
Brush my teeth	yes ___	no ___	Get dressed	yes ___	no ___
Wash my face	yes ___	no ___	Read the paper	yes ___	no ___
			Take my pills	yes ___	no ___

Other _____

_____

_____

What did I have for breakfast?

_____

_____

What are my plans for today?
(Make a list, and check them off when they are done!)

_____

_____

_____

_____

What did I have for lunch?

_____

_____

Whom did I see today? What time? ...speak to today? What time?

_____ _____ _____ _____

_____ _____ _____ _____

_____ _____ _____ _____

What did I do this afternoon?

_____

_____

What did I have for dinner?

_____

_____

Anything special on television?

_____

_____

Did I take my evening pills?   yes ___   no ___

How do I feel today?

_____

_____

_____

Today is...

_____

(Day of the week)　　　(Month)　　　　(Date)　　(Year)

What's the weather today?
(Circle one)

What did I do this morning?

Go to the bathroom	yes ___	no ___
Brush my teeth	yes ___	no ___
Wash my face	yes ___	no ___

Shower	yes ___	no ___
Get dressed	yes ___	no ___
Read the paper	yes ___	no ___
Take my pills	yes ___	no ___

Other _____

_____

_____

What did I have for breakfast?

_____

_____

What are my plans for today?
(Make a list, and check them off when they are done!)

_____

_____

_____

_____

What did I have for lunch?

_____

_____

Whom did I see today?   What time?   ...speak to today?   What time?

_____   _____   _____   _____

_____   _____   _____   _____

_____   _____   _____   _____

What did I do this afternoon?

_____

_____

What did I have for dinner?

_____

_____

Anything special on television?

_____

_____

Did I take my evening pills?   yes ___   no ___

How do I feel today?

_____

_____

_____

Today is...

_____

What's the weather today?
(Circle one)

What did I do this morning?

Go to the bathroom	yes ___	no ___	Shower	yes ___	no ___
Brush my teeth	yes ___	no ___	Get dressed	yes ___	no ___
Wash my face	yes ___	no ___	Read the paper	yes ___	no ___
			Take my pills	yes ___	no ___

Other _____

_____

_____

What did I have for breakfast?

_____

_____

What are my plans for today?
(Make a list, and check them off when they are done!)

_____

_____

_____

_____

What did I have for lunch?

_____

_____

Whom did I see today?   What time?   ...speak to today?   What time?

_____   _____   _____   _____

_____   _____   _____   _____

_____   _____   _____   _____

What did I do this afternoon?

_____

_____

What did I have for dinner?

_____

_____

Anything special on television?

_____

_____

Did I take my evening pills?   yes ___   no ___

How do I feel today?

_____

_____

_____

Today is...

_____
(Day of the week)   (Month)   (Date)   (Year)

What's the weather today?
(Circle one)

What did I do this morning?

Go to the bathroom	yes ___	no ___		Shower	yes ___	no ___
Brush my teeth	yes ___	no ___		Get dressed	yes ___	no ___
Wash my face	yes ___	no ___		Read the paper	yes ___	no ___
				Take my pills	yes ___	no ___

Other _____

_____

_____

What did I have for breakfast?

_____

_____

What are my plans for today?
(Make a list, and check them off when they are done!)

_____

_____

_____

_____

34

What did I have for lunch?

_____

_____

Whom did I see today?   What time?   ...speak to today?   What time?

_____   _____   _____   _____

_____   _____   _____   _____

_____   _____   _____   _____

What did I do this afternoon?

_____

_____

What did I have for dinner?

_____

_____

Anything special on television?

_____

_____

Did I take my evening pills?   yes ___   no ___

How do I feel today?

_____

_____

_____

Today is...

_____

(Day of the week)   (Month)   (Date)   (Year)

What's the weather today?
(Circle one)

What did I do this morning?

Go to the bathroom	yes ___	no ___		Shower	yes ___	no ___
Brush my teeth	yes ___	no ___		Get dressed	yes ___	no ___
Wash my face	yes ___	no ___		Read the paper	yes ___	no ___
				Take my pills	yes ___	no ___

Other _____

_____

_____

What did I have for breakfast?

_____

_____

What are my plans for today?
(Make a list, and check them off when they are done!)

_____

_____

_____

_____

What did I have for lunch?

_____

_____

Whom did I see today?   What time?   ...speak to today?   What time?

_____ _____ _____ _____

_____ _____ _____ _____

_____ _____ _____ _____

What did I do this afternoon?

_____

_____

What did I have for dinner?

_____

_____

Anything special on television?

_____

_____

Did I take my evening pills?   yes ___   no ___

How do I feel today?

_____

_____

_____

Today is...

_____

(Day of the week)   (Month)   (Date)   (Year)

What's the weather today?
(Circle one)

What did I do this morning?

Go to the bathroom	yes ___	no ___	Shower	yes ___	no ___
Brush my teeth	yes ___	no ___	Get dressed	yes ___	no ___
Wash my face	yes ___	no ___	Read the paper	yes ___	no ___
			Take my pills	yes ___	no ___

Other _____

_____

_____

What did I have for breakfast?

_____

_____

What are my plans for today?
(Make a list, and check them off when they are done!)

_____

_____

_____

_____

What did I have for lunch?

_____

_____

Whom did I see today? What time? ...speak to today? What time?

_____ _____ _____ _____

_____ _____ _____ _____

_____ _____ _____ _____

What did I do this afternoon?

_____

_____

What did I have for dinner?

_____

_____

Anything special on television?

_____

_____

Did I take my evening pills?   yes ___   no ___

How do I feel today?

_____

_____

_____

Today is...

_____

(Day of the week)   (Month)   (Date)   (Year)

What's the weather today?
(Circle one)

What did I do this morning?

Go to the bathroom	yes ___	no ___	Shower	yes ___	no ___
Brush my teeth	yes ___	no ___	Get dressed	yes ___	no ___
Wash my face	yes ___	no ___	Read the paper	yes ___	no ___
			Take my pills	yes ___	no ___

Other _____

_____

_____

What did I have for breakfast?

_____

_____

What are my plans for today?
(Make a list, and check them off when they are done!)

_____

_____

_____

_____

What did I have for lunch?

_____

_____

Whom did I see today?   What time?   ...speak to today?   What time?

_____   _____   _____   _____

_____   _____   _____   _____

_____   _____   _____   _____

What did I do this afternoon?

_____

_____

What did I have for dinner?

_____

_____

Anything special on television?

_____

_____

Did I take my evening pills?   yes ___   no ___

How do I feel today?

_____

_____

_____

Today is...

_____
(Day of the week)   (Month)   (Date)   (Year)

What's the weather today?
(Circle one)

What did I do this morning?

Go to the bathroom	yes ___	no ___	Shower	yes ___	no ___
Brush my teeth	yes ___	no ___	Get dressed	yes ___	no ___
Wash my face	yes ___	no ___	Read the paper	yes ___	no ___
			Take my pills	yes ___	no ___

Other _____

_____

_____

What did I have for breakfast?

_____

_____

What are my plans for today?
(Make a list, and check them off when they are done!)

_____

_____

_____

_____

What did I have for lunch?

_____

_____

Whom did I see today?　What time?　...speak to today?　What time?

_____　_____　_____　_____

_____　_____　_____　_____

_____　_____　_____　_____

What did I do this afternoon?

_____

_____

What did I have for dinner?

_____

_____

Anything special on television?

_____

_____

Did I take my evening pills?　yes ___　no ___

How do I feel today?

_____

_____

_____

Today is...

_____

What's the weather today?
(Circle one)

What did I do this morning?

Go to the bathroom	yes ___	no ___	Shower	yes ___ no ___
Brush my teeth	yes ___	no ___	Get dressed	yes ___ no ___
Wash my face	yes ___	no ___	Read the paper	yes ___ no ___
			Take my pills	yes ___ no ___

Other _____

_____

_____

What did I have for breakfast?

_____

_____

What are my plans for today?
(Make a list, and check them off when they are done!)

_____

_____

_____

What did I have for lunch?

_____

_____

Whom did I see today? What time? ...speak to today? What time?

_____ _____ _____ _____

_____ _____ _____ _____

_____ _____ _____ _____

What did I do this afternoon?

_____

_____

What did I have for dinner?

_____

_____

Anything special on television?

_____

_____

Did I take my evening pills?   yes ___   no ___

How do I feel today?

_____

_____

_____

_____

Today is...

_____

(Day of the week)   (Month)   (Date)   (Year)

What's the weather today?
(Circle one)

What did I do this morning?

Go to the bathroom	yes ___	no ___	Shower	yes ___ no ___
Brush my teeth	yes ___	no ___	Get dressed	yes ___ no ___
Wash my face	yes ___	no ___	Read the paper	yes ___ no ___
			Take my pills	yes ___ no ___

Other _____

_____

_____

What did I have for breakfast?

_____

_____

What are my plans for today?
(Make a list, and check them off when they are done!)

_____

_____

_____

_____

What did I have for lunch?

_____

_____

Whom did I see today?   What time?   ...speak to today?   What time?

_____ _____   _____ _____

_____ _____   _____ _____

_____ _____   _____ _____

What did I do this afternoon?

_____

_____

What did I have for dinner?

_____

_____

Anything special on television?

_____

_____

Did I take my evening pills?   yes ___   no ___

How do I feel today?

_____

_____

_____

Today is...

_____
(Day of the week)   (Month)   (Date)   (Year)

What's the weather today?
(Circle one)

What did I do this morning?

Go to the bathroom	yes ___	no ___		Shower	yes ___	no ___
Brush my teeth	yes ___	no ___		Get dressed	yes ___	no ___
Wash my face	yes ___	no ___		Read the paper	yes ___	no ___
				Take my pills	yes ___	no ___

Other _____

_____

_____

What did I have for breakfast?

_____

_____

What are my plans for today?
(Make a list, and check them off when they are done!)

_____

_____

_____

_____

What did I have for lunch?

_____

_____

Whom did I see today?   What time?   ...speak to today?   What time?

_____   _____   _____   _____

_____   _____   _____   _____

_____   _____   _____   _____

What did I do this afternoon?

_____

_____

What did I have for dinner?

_____

_____

Anything special on television?

_____

_____

Did I take my evening pills?   yes ___   no ___

How do I feel today?

_____

_____

_____

Today is...

_____

(Day of the week)　　　(Month)　　　(Date)　　(Year)

What's the weather today?
(Circle one)

What did I do this morning?

Go to the bathroom	yes ___	no ___	Shower	yes ___	no ___
Brush my teeth	yes ___	no ___	Get dressed	yes ___	no ___
Wash my face	yes ___	no ___	Read the paper	yes ___	no ___
			Take my pills	yes ___	no ___

Other _____

_____

_____

What did I have for breakfast?

_____

_____

What are my plans for today?
(Make a list, and check them off when they are done!)

_____

_____

_____

_____

What did I have for lunch?

_____

_____

Whom did I see today? What time? ...speak to today?   What time?

_____ _____ _____ _____

_____ _____ _____ _____

_____ _____ _____ _____

What did I do this afternoon?

_____

_____

What did I have for dinner?

_____

_____

Anything special on television?

_____

_____

Did I take my evening pills?   yes ___   no ___

How do I feel today?

_____

_____

_____

Today is...

_____

(Day of the week)   (Month)   (Date)   (Year)

What's the weather today?
(Circle one)

What did I do this morning?

Go to the bathroom	yes ___	no ___	Shower	yes ___	no ___
Brush my teeth	yes ___	no ___	Get dressed	yes ___	no ___
Wash my face	yes ___	no ___	Read the paper	yes ___	no ___
			Take my pills	yes ___	no ___

Other _____

_____

_____

What did I have for breakfast?

_____

_____

What are my plans for today?
(Make a list, and check them off when they are done!)

_____

_____

_____

_____

What did I have for lunch?

_____

_____

Whom did I see today? What time? ...speak to today? What time?

_____ _____ _____ _____

_____ _____ _____ _____

_____ _____ _____ _____

What did I do this afternoon?

_____

_____

What did I have for dinner?

_____

_____

Anything special on television?

_____

_____

Did I take my evening pills?   yes ___   no ___

How do I feel today?

_____

_____

_____

Today is...

_____
(Day of the week)   (Month)   (Date)   (Year)

What's the weather today?
(Circle one)

What did I do this morning?

Go to the bathroom   yes ___   no ___   Shower   yes ___   no ___

Brush my teeth   yes ___   no ___   Get dressed   yes ___   no ___

Wash my face   yes ___   no ___   Read the paper yes ___   no ___

                                              Take my pills   yes ___   no ___

Other _____

_____

_____

What did I have for breakfast?

_____

_____

What are my plans for today?
(Make a list, and check them off when they are done!)

_____

_____

_____

_____

What did I have for lunch?

_____

_____

Whom did I see today? What time? ...speak to today? What time?

What did I do this afternoon?

_____

_____

What did I have for dinner?

_____

_____

Anything special on television?

_____

_____

Did I take my evening pills?   yes ___   no ___

How do I feel today?

_____

_____

_____

Today is...

_____
(Day of the week)   (Month)   (Date)   (Year)

What's the weather today?
(Circle one)

What did I do this morning?

Go to the bathroom	yes ___	no ___	Shower	yes ___	no ___
Brush my teeth	yes ___	no ___	Get dressed	yes ___	no ___
Wash my face	yes ___	no ___	Read the paper	yes ___	no ___
			Take my pills	yes ___	no ___

Other _____

_____

_____

What did I have for breakfast?

_____

_____

What are my plans for today?
(Make a list, and check them off when they are done!)

_____

_____

_____

_____

What did I have for lunch?

_____

_____

Whom did I see today?   What time?   ...speak to today?   What time?

_____   _____   _____   _____

_____   _____   _____   _____

_____   _____   _____   _____

What did I do this afternoon?

_____

_____

What did I have for dinner?

_____

_____

Anything special on television?

_____

_____

Did I take my evening pills?   yes ___   no ___

How do I feel today?

_____

_____

_____

Today is...

_____
(Day of the week)   (Month)   (Date)   (Year)

What's the weather today?
(Circle one)

What did I do this morning?

Go to the bathroom	yes ___	no ___	Shower	yes ___	no ___
Brush my teeth	yes ___	no ___	Get dressed	yes ___	no ___
Wash my face	yes ___	no ___	Read the paper	yes ___	no ___
			Take my pills	yes ___	no ___

Other _____

_____

_____

What did I have for breakfast?

_____

_____

What are my plans for today?
(Make a list, and check them off when they are done!)

_____

_____

_____

_____

What did I have for lunch?

_____

_____

Whom did I see today? What time? ...speak to today?   What time?

_____ _____ _____ _____

_____ _____ _____ _____

_____ _____ _____ _____

What did I do this afternoon?

_____

_____

What did I have for dinner?

_____

_____

Anything special on television?

_____

_____

Did I take my evening pills?   yes ___   no ___

How do I feel today?

_____

_____

_____

Today is...

_____

(Day of the week)   (Month)   (Date)   (Year)

What's the weather today?
(Circle one)

What did I do this morning?

Go to the bathroom   yes ___   no ___   Shower   yes ___   no ___

Brush my teeth   yes ___   no ___   Get dressed   yes ___   no ___

Wash my face   yes ___   no ___   Read the paper yes ___   no ___

                                               Take my pills   yes ___   no ___

Other _____

_____

_____

What did I have for breakfast?

_____

_____

What are my plans for today?
(Make a list, and check them off when they are done!)

_____

_____

_____

_____

What did I have for lunch?

_____

_____

Whom did I see today? What time? ...speak to today? What time?

_____	_____	_____	_____
_____	_____	_____	_____
_____	_____	_____	_____

What did I do this afternoon?

_____

_____

What did I have for dinner?

_____

_____

Anything special on television?

_____

_____

Did I take my evening pills?   yes ___   no ___

How do I feel today?

_____

_____

_____

_____

Today is...

_____

What's the weather today?
(Circle one)

What did I do this morning?

Go to the bathroom	yes ___	no ___	Shower	yes ___	no ___
Brush my teeth	yes ___	no ___	Get dressed	yes ___	no ___
Wash my face	yes ___	no ___	Read the paper	yes ___	no ___
			Take my pills	yes ___	no ___

Other _____

_____

_____

What did I have for breakfast?

_____

_____

What are my plans for today?
(Make a list, and check them off when they are done!)

_____

_____

_____

_____

What did I have for lunch?

_____

_____

Whom did I see today? What time? ...speak to today? What time?

_____ _____ _____ _____

_____ _____ _____ _____

_____ _____ _____ _____

What did I do this afternoon?

_____

_____

What did I have for dinner?

_____

_____

Anything special on television?

_____

_____

Did I take my evening pills?   yes ___   no ___

How do I feel today?

_____

_____

_____

Today is...

_____
(Day of the week)   (Month)   (Date)   (Year)

What's the weather today?
(Circle one)

What did I do this morning?

Go to the bathroom	yes ___ no ___		Shower	yes ___ no ___
Brush my teeth	yes ___ no ___		Get dressed	yes ___ no ___
Wash my face	yes ___ no ___		Read the paper	yes ___ no ___
			Take my pills	yes ___ no ___

Other _____

_____

_____

What did I have for breakfast?

_____

_____

What are my plans for today?
(Make a list, and check them off when they are done!)

_____

_____

_____

_____

What did I have for lunch?

_____

_____

Whom did I see today? What time? ...speak to today? What time?

_____ _____ _____ _____

_____ _____ _____ _____

_____ _____ _____ _____

What did I do this afternoon?

_____

_____

What did I have for dinner?

_____

_____

Anything special on television?

_____

_____

Did I take my evening pills?   yes ___   no ___

How do I feel today?

_____

_____

_____

Today is...

_____

What's the weather today?
(Circle one)

What did I do this morning?

Go to the bathroom   yes ___   no ___   Shower   yes ___   no ___

Brush my teeth   yes ___   no ___   Get dressed   yes ___   no ___

Wash my face   yes ___   no ___   Read the paper   yes ___   no ___

                                             Take my pills   yes ___   no ___

Other _____

_____

_____

What did I have for breakfast?

_____

_____

What are my plans for today?
(Make a list, and check them off when they are done!)

_____

_____

_____

_____

What did I have for lunch?

_____

_____

Whom did I see today? What time? ...speak to today? What time?

_____ _____ _____ _____

_____ _____ _____ _____

_____ _____ _____ _____

What did I do this afternoon?

_____

_____

What did I have for dinner?

_____

_____

Anything special on television?

_____

_____

Did I take my evening pills?   yes ___   no ___

How do I feel today?

_____

_____

_____

_____

Today is...

_____

(Day of the week)   (Month)   (Date)   (Year)

What's the weather today?
(Circle one)

What did I do this morning?

Go to the bathroom	yes ___	no ___	Shower	yes ___	no ___
Brush my teeth	yes ___	no ___	Get dressed	yes ___	no ___
Wash my face	yes ___	no ___	Read the paper	yes ___	no ___
			Take my pills	yes ___	no ___

Other _____

_____

_____

What did I have for breakfast?

_____

_____

What are my plans for today?
(Make a list, and check them off when they are done!)

_____

_____

_____

_____

What did I have for lunch?

_____

_____

Whom did I see today? What time? ...speak to today? What time?

_____	_____	_____	_____
_____	_____	_____	_____
_____	_____	_____	_____

What did I do this afternoon?

_____

_____

What did I have for dinner?

_____

_____

Anything special on television?

_____

_____

Did I take my evening pills?   yes ___   no ___

How do I feel today?

_____

_____

_____

_____

Today is...

_____

(Day of the week)   (Month)   (Date)   (Year)

What's the weather today?
(Circle one)

What did I do this morning?

Go to the bathroom   yes ___ no ___   Shower   yes ___ no ___

Brush my teeth   yes ___ no ___   Get dressed   yes ___ no ___

Wash my face   yes ___ no ___   Read the paper yes ___ no ___

                                            Take my pills   yes ___ no ___

Other _____

_____

_____

What did I have for breakfast?

_____

_____

What are my plans for today?
(Make a list, and check them off when they are done!)

_____

_____

_____

_____

What did I have for lunch?

_____

_____

Whom did I see today?   What time?   ...speak to today?   What time?

_____   _____   _____   _____

_____   _____   _____   _____

_____   _____   _____   _____

What did I do this afternoon?

_____

_____

What did I have for dinner?

_____

_____

Anything special on television?

_____

_____

Did I take my evening pills?   yes ___   no ___

How do I feel today?

_____

_____

_____

Today is...

_____

(Day of the week)   (Month)   (Date)   (Year)

What's the weather today?
(Circle one)

What did I do this morning?

Go to the bathroom	yes ___	no ___		Shower	yes ___	no ___
Brush my teeth	yes ___	no ___		Get dressed	yes ___	no ___
Wash my face	yes ___	no ___		Read the paper	yes ___	no ___
				Take my pills	yes ___	no ___

Other _____

_____

_____

What did I have for breakfast?

_____

_____

What are my plans for today?
(Make a list, and check them off when they are done!)

_____

_____

_____

_____

What did I have for lunch?

_____

_____

Whom did I see today? What time? ...speak to today? What time?

_____ _____ _____ _____

_____ _____ _____ _____

_____ _____ _____ _____

What did I do this afternoon?

_____

_____

What did I have for dinner?

_____

_____

Anything special on television?

_____

_____

Did I take my evening pills?   yes ___   no ___

How do I feel today?

_____

_____

_____

Today is...

_____
(Day of the week)   (Month)   (Date)   (Year)

What's the weather today?
(Circle one)

What did I do this morning?

Go to the bathroom   yes ___   no ___   Shower   yes ___   no ___

Brush my teeth   yes ___   no ___   Get dressed   yes ___   no ___

Wash my face   yes ___   no ___   Read the paper   yes ___   no ___

                                                 Take my pills   yes ___   no ___

Other _____

_____

_____

What did I have for breakfast?

_____

_____

What are my plans for today?
(Make a list, and check them off when they are done!)

_____

_____

_____

_____

What did I have for lunch?

_____

_____

Whom did I see today? What time? ...speak to today? What time?

_____ _____ _____ _____

_____ _____ _____ _____

_____ _____ _____ _____

What did I do this afternoon?

_____

_____

What did I have for dinner?

_____

_____

Anything special on television?

_____

_____

Did I take my evening pills?   yes ___   no ___

How do I feel today?

_____

_____

_____

Today is...

_____

(Day of the week)   (Month)   (Date)   (Year)

What's the weather today?
(Circle one)

What did I do this morning?

Go to the bathroom   yes ___   no ___   Shower   yes ___   no ___

Brush my teeth   yes ___   no ___   Get dressed   yes ___   no ___

Wash my face   yes ___   no ___   Read the paper   yes ___   no ___

                                               Take my pills   yes ___   no ___

Other   _____

_____

_____

What did I have for breakfast?

_____

_____

What are my plans for today?
(Make a list, and check them off when they are done!)

_____

_____

_____

_____

What did I have for lunch?

_____

_____

Whom did I see today?   What time?   ...speak to today?   What time?

_____ _____   _____ _____

_____ _____   _____ _____

_____ _____   _____ _____

What did I do this afternoon?

_____

_____

What did I have for dinner?

_____

_____

Anything special on television?

_____

_____

Did I take my evening pills?   yes ___   no ___

How do I feel today?

_____

_____

_____

Today is...

_____

(Day of the week)   (Month)   (Date)   (Year)

What's the weather today?
(Circle one)

What did I do this morning?

Go to the bathroom	yes ___	no ___	Shower	yes ___ no ___
Brush my teeth	yes ___	no ___	Get dressed	yes ___ no ___
Wash my face	yes ___	no ___	Read the paper	yes ___ no ___
			Take my pills	yes ___ no ___

Other _____

_____

_____

What did I have for breakfast?

_____

_____

What are my plans for today?
(Make a list, and check them off when they are done!)

_____

_____

_____

_____

What did I have for lunch?

_____

_____

Whom did I see today?   What time?   ...speak to today?   What time?

_____ _____ _____ _____

_____ _____ _____ _____

_____ _____ _____ _____

What did I do this afternoon?

_____

_____

What did I have for dinner?

_____

_____

Anything special on television?

_____

_____

Did I take my evening pills?   yes ___   no ___

How do I feel today?

_____

_____

_____

Today is...

_____

(Day of the week)   (Month)   (Date)   (Year)

What's the weather today?
(Circle one)

What did I do this morning?

Go to the bathroom   yes ____   no ____   Shower   yes ____   no ____

Brush my teeth   yes ____   no ____   Get dressed   yes ____   no ____

Wash my face   yes ____   no ____   Read the paper   yes ____   no ____

                                                                          Take my pills   yes ____   no ____

Other   _____

_____

_____

What did I have for breakfast?

_____

_____

What are my plans for today?
(Make a list, and check them off when they are done!)

_____

_____

_____

_____

What did I have for lunch?

_____

_____

Whom did I see today? What time? ...speak to today?   What time?

_____ _____ _____ _____

_____ _____ _____ _____

_____ _____ _____ _____

What did I do this afternoon?

_____

_____

What did I have for dinner?

_____

_____

Anything special on television?

_____

_____

Did I take my evening pills?   yes ___   no ___

How do I feel today?

_____

_____

_____

Today is...

_____
(Day of the week)   (Month)   (Date)   (Year)

What's the weather today?
(Circle one)

What did I do this morning?

Go to the bathroom	yes ___	no ___	Shower	yes ___	no ___
Brush my teeth	yes ___	no ___	Get dressed	yes ___	no ___
Wash my face	yes ___	no ___	Read the paper	yes ___	no ___
			Take my pills	yes ___	no ___

Other _____

_____

_____

What did I have for breakfast?

_____

_____

What are my plans for today?
(Make a list, and check them off when they are done!)

_____

_____

_____

_____

What did I have for lunch?

_____

_____

Whom did I see today? What time? ...speak to today? What time?

_____ _____ _____ _____

_____ _____ _____ _____

_____ _____ _____ _____

What did I do this afternoon?

_____

_____

What did I have for dinner?

_____

_____

Anything special on television?

_____

_____

Did I take my evening pills?   yes ___   no ___

How do I feel today?

_____

_____

_____

Today is...

_____

(Day of the week)   (Month)   (Date)   (Year)

What's the weather today?
(Circle one)

What did I do this morning?

Go to the bathroom	yes ___	no ___	Shower	yes ___	no ___
Brush my teeth	yes ___	no ___	Get dressed	yes ___	no ___
Wash my face	yes ___	no ___	Read the paper	yes ___	no ___
			Take my pills	yes ___	no ___

Other _____

_____

_____

What did I have for breakfast?

_____

_____

What are my plans for today?
(Make a list, and check them off when they are done!)

_____

_____

_____

_____

What did I have for lunch?

_____

_____

Whom did I see today?   What time?   ...speak to today?   What time?

_____ _____ _____ _____

_____ _____ _____ _____

_____ _____ _____ _____

What did I do this afternoon?

_____

_____

What did I have for dinner?

_____

_____

Anything special on television?

_____

_____

Did I take my evening pills?   yes ___   no ___

How do I feel today?

_____

_____

_____

_____

Today is...

_____
(Day of the week)   (Month)   (Date)   (Year)

What's the weather today?
(Circle one)

What did I do this morning?

Go to the bathroom	yes ___	no ___	Shower	yes ___ no ___
Brush my teeth	yes ___	no ___	Get dressed	yes ___ no ___
Wash my face	yes ___	no ___	Read the paper	yes ___ no ___
			Take my pills	yes ___ no ___

Other _____

_____

_____

What did I have for breakfast?

_____

_____

What are my plans for today?
(Make a list, and check them off when they are done!)

_____

_____

_____

_____

What did I have for lunch?

_____

_____

Whom did I see today? What time? ...speak to today? What time?

_____ _____ _____ _____

_____ _____ _____ _____

_____ _____ _____ _____

What did I do this afternoon?

_____

_____

What did I have for dinner?

_____

_____

Anything special on television?

_____

_____

Did I take my evening pills?   yes ___   no ___

How do I feel today?

_____

_____

_____

_____

Today is...

_____

What's the weather today?
(Circle one)

What did I do this morning?

Go to the bathroom	yes ___	no ___		Shower	yes ___	no ___
Brush my teeth	yes ___	no ___		Get dressed	yes ___	no ___
Wash my face	yes ___	no ___		Read the paper	yes ___	no ___
				Take my pills	yes ___	no ___

Other _____

_____

_____

What did I have for breakfast?

_____

_____

What are my plans for today?
(Make a list, and check them off when they are done!)

_____

_____

_____

_____

What did I have for lunch?

_____

_____

Whom did I see today? What time? ...speak to today? What time?

_____ _____ _____ _____

_____ _____ _____ _____

_____ _____ _____ _____

What did I do this afternoon?

_____

_____

What did I have for dinner?

_____

_____

Anything special on television?

_____

_____

Did I take my evening pills?   yes ___   no ___

How do I feel today?

_____

_____

_____

_____

Today is...

_____

(Day of the week)   (Month)   (Date)   (Year)

What's the weather today?
(Circle one)

What did I do this morning?

Go to the bathroom   yes ____   no ____   Shower   yes ____   no ____

Brush my teeth   yes ____   no ____   Get dressed   yes ____   no ____

Wash my face   yes ____   no ____   Read the paper yes ____   no ____

                                                Take my pills   yes ____   no ____

Other _____

_____

_____

What did I have for breakfast?

_____

_____

What are my plans for today?
(Make a list, and check them off when they are done!)

_____

_____

_____

_____

What did I have for lunch?

_____

_____

Whom did I see today?   What time?   ...speak to today?   What time?

_____   _____   _____   _____

_____   _____   _____   _____

_____   _____   _____   _____

What did I do this afternoon?

_____

_____

What did I have for dinner?

_____

_____

Anything special on television?

_____

_____

Did I take my evening pills?   yes ___   no ___

How do I feel today?

_____

_____

_____

Today is...

_____
(Day of the week)   (Month)   (Date)   (Year)

What's the weather today?
(Circle one)

What did I do this morning?

Go to the bathroom	yes ____ no ____	Shower	yes ____ no ____
Brush my teeth	yes ____ no ____	Get dressed	yes ____ no ____
Wash my face	yes ____ no ____	Read the paper	yes ____ no ____
		Take my pills	yes ____ no ____

Other _____

_____

_____

What did I have for breakfast?

_____

_____

What are my plans for today?
(Make a list, and check them off when they are done!)

_____

_____

_____

_____

What did I have for lunch?

_____

_____

Whom did I see today?   What time?   ...speak to today?   What time?

_____ _____ _____ _____

_____ _____ _____ _____

_____ _____ _____ _____

What did I do this afternoon?

_____

_____

What did I have for dinner?

_____

_____

Anything special on television?

_____

_____

Did I take my evening pills?   yes ___   no ___

How do I feel today?

_____

_____

_____

_____

Today is...

_____

What's the weather today?
(Circle one)

What did I do this morning?

Go to the bathroom	yes ___	no ___	Shower	yes ___	no ___
Brush my teeth	yes ___	no ___	Get dressed	yes ___	no ___
Wash my face	yes ___	no ___	Read the paper	yes ___	no ___
			Take my pills	yes ___	no ___

Other _____

_____

_____

What did I have for breakfast?

_____

_____

What are my plans for today?
(Make a list, and check them off when they are done!)

_____

_____

_____

_____

What did I have for lunch?

_____

_____

Whom did I see today?   What time?   ...speak to today?   What time?

_____   _____   _____   _____

_____   _____   _____   _____

_____   _____   _____   _____

What did I do this afternoon?

_____

_____

What did I have for dinner?

_____

_____

Anything special on television?

_____

_____

Did I take my evening pills?   yes ___   no ___

How do I feel today?

_____

_____

_____

Today is...

_____

(Day of the week)   (Month)   (Date)   (Year)

What's the weather today?
(Circle one)

What did I do this morning?

Go to the bathroom   yes ___   no ___   Shower   yes ___   no ___

Brush my teeth   yes ___   no ___   Get dressed   yes ___   no ___

Wash my face   yes ___   no ___   Read the paper yes ___   no ___

                                                 Take my pills   yes ___   no ___

Other _____

_____

_____

What did I have for breakfast?

_____

_____

What are my plans for today?
(Make a list, and check them off when they are done!)

_____

_____

_____

_____

What did I have for lunch?

_____

_____

Whom did I see today? What time? ...speak to today? What time?

_____ _____ _____ _____

_____ _____ _____ _____

_____ _____ _____ _____

What did I do this afternoon?

_____

_____

What did I have for dinner?

_____

_____

Anything special on television?

_____

_____

Did I take my evening pills?   yes ___   no ___

How do I feel today?

_____

_____

_____

Today is...

_____
(Day of the week)　　　(Month)　　　(Date)　　(Year)

What's the weather today?
(Circle one)

What did I do this morning?

Go to the bathroom	yes ___ no ___	Shower	yes ___ no ___
Brush my teeth	yes ___ no ___	Get dressed	yes ___ no ___
Wash my face	yes ___ no ___	Read the paper	yes ___ no ___
		Take my pills	yes ___ no ___

Other _____

_____

_____

What did I have for breakfast?

_____

_____

What are my plans for today?
(Make a list, and check them off when they are done!)

_____

_____

_____

_____

What did I have for lunch?

_____

_____

Whom did I see today? What time? ...speak to today? What time?

_____ _____ _____ _____

_____ _____ _____ _____

_____ _____ _____ _____

What did I do this afternoon?

_____

_____

What did I have for dinner?

_____

_____

Anything special on television?

_____

_____

Did I take my evening pills?   yes ___   no ___

How do I feel today?

_____

_____

_____

Today is...

_____

(Day of the week)   (Month)   (Date)   (Year)

What's the weather today?
(Circle one)

What did I do this morning?

Go to the bathroom   yes ____   no ____   Shower   yes ____   no ____

Brush my teeth   yes ____   no ____   Get dressed   yes ____   no ____

Wash my face   yes ____   no ____   Read the paper   yes ____   no ____

                                            Take my pills   yes ____   no ____

Other _____

_____

_____

What did I have for breakfast?

_____

_____

What are my plans for today?
(Make a list, and check them off when they are done!)

_____

_____

_____

_____

What did I have for lunch?

_____

_____

Whom did I see today?   What time?   ...speak to today?   What time?

_____ _____ _____ _____

_____ _____ _____ _____

_____ _____ _____ _____

What did I do this afternoon?

_____

_____

What did I have for dinner?

_____

_____

Anything special on television?

_____

_____

Did I take my evening pills?   yes ___   no ___

How do I feel today?

_____

_____

_____

Today is...

_____

What's the weather today?
(Circle one)

What did I do this morning?

Go to the bathroom　yes ___　no ___　　Shower　　　yes ___　no ___

Brush my teeth　　　yes ___　no ___　　Get dressed　yes ___　no ___

Wash my face　　　　yes ___　no ___　　Read the paper　yes ___　no ___

　　　　　　　　　　　　　　　　　　　Take my pills　yes ___　no ___

Other　_____

_____

_____

What did I have for breakfast?

_____

_____

What are my plans for today?
(Make a list, and check them off when they are done!)

_____

_____

_____

_____

What did I have for lunch?

_____

_____

Whom did I see today?   What time?   ...speak to today?   What time?

_____ _____   _____ _____

_____ _____   _____ _____

_____ _____   _____ _____

What did I do this afternoon?

_____

_____

What did I have for dinner?

_____

_____

Anything special on television?

_____

_____

Did I take my evening pills?   yes ___   no ___

How do I feel today?

_____

_____

_____

Today is...

_____

What's the weather today?
(Circle one)

What did I do this morning?

Go to the bathroom	yes ___	no ___	Shower	yes ___	no ___
Brush my teeth	yes ___	no ___	Get dressed	yes ___	no ___
Wash my face	yes ___	no ___	Read the paper	yes ___	no ___
			Take my pills	yes ___	no ___

Other _____

_____

_____

What did I have for breakfast?

_____

_____

What are my plans for today?
(Make a list, and check them off when they are done!)

_____

_____

_____

_____

What did I have for lunch?

_____

_____

Whom did I see today? What time? ...speak to today? What time?

_____ _____ _____ _____

_____ _____ _____ _____

_____ _____ _____ _____

What did I do this afternoon?

_____

_____

What did I have for dinner?

_____

_____

Anything special on television?

_____

_____

Did I take my evening pills?   yes ___   no ___

How do I feel today?

_____

_____

_____

Today is...

_____
(Day of the week)   (Month)   (Date)   (Year)

What's the weather today?
(Circle one)

What did I do this morning?

Go to the bathroom	yes ___ no ___	Shower	yes ___ no ___
Brush my teeth	yes ___ no ___	Get dressed	yes ___ no ___
Wash my face	yes ___ no ___	Read the paper	yes ___ no ___
		Take my pills	yes ___ no ___

Other _____

_____

_____

What did I have for breakfast?

_____

_____

What are my plans for today?
(Make a list, and check them off when they are done!)

_____

_____

_____

_____

What did I have for lunch?

_____

_____

Whom did I see today? What time? ...speak to today? What time?

_____ _____ _____ _____

_____ _____ _____ _____

_____ _____ _____ _____

What did I do this afternoon?

_____

_____

What did I have for dinner?

_____

_____

Anything special on television?

_____

_____

Did I take my evening pills?   yes ___   no ___

How do I feel today?

_____

_____

_____

Today is...

_____
(Day of the week)   (Month)   (Date)   (Year)

What's the weather today?
(Circle one)

What did I do this morning?

Go to the bathroom	yes ___	no ___	Shower	yes ___	no ___
Brush my teeth	yes ___	no ___	Get dressed	yes ___	no ___
Wash my face	yes ___	no ___	Read the paper	yes ___	no ___
			Take my pills	yes ___	no ___

Other _____

_____

_____

What did I have for breakfast?

_____

_____

What are my plans for today?
(Make a list, and check them off when they are done!)

_____

_____

_____

_____

What did I have for lunch?

_____

_____

Whom did I see today? What time? **...speak to today?** What time?

_____ _____ _____ _____

_____ _____ _____ _____

_____ _____ _____ _____

What did I do this afternoon?

_____

_____

What did I have for dinner?

_____

_____

Anything special on television?

_____

_____

Did I take my evening pills?   yes ___   no ___

How do I feel today?

_____

_____

_____

Today is...

_____

(Day of the week)   (Month)   (Date)   (Year)

What's the weather today?
(Circle one)

What did I do this morning?

Go to the bathroom	yes ___	no ___	Shower	yes ___ no ___
Brush my teeth	yes ___	no ___	Get dressed	yes ___ no ___
Wash my face	yes ___	no ___	Read the paper	yes ___ no ___
			Take my pills	yes ___ no ___

Other _____

_____

_____

What did I have for breakfast?

_____

_____

What are my plans for today?
(Make a list, and check them off when they are done!)

_____

_____

_____

What did I have for lunch?

_____

_____

Whom did I see today? What time? ...speak to today? What time?

_____ _____ _____ _____

_____ _____ _____ _____

_____ _____ _____ _____

What did I do this afternoon?

_____

_____

What did I have for dinner?

_____

_____

Anything special on television?

_____

_____

Did I take my evening pills?   yes ___   no ___

How do I feel today?

_____

_____

_____

Today is...

_____
(Day of the week)   (Month)   (Date)   (Year)

What's the weather today?
(Circle one)

What did I do this morning?

Go to the bathroom   yes ___   no ___   Shower   yes ___   no ___

Brush my teeth   yes ___   no ___   Get dressed   yes ___   no ___

Wash my face   yes ___   no ___   Read the paper yes ___   no ___

                                                Take my pills   yes ___   no ___

Other _____

_____

_____

What did I have for breakfast?

_____

_____

What are my plans for today?
(Make a list, and check them off when they are done!)

_____

_____

_____

_____

What did I have for lunch?

_____

_____

Whom did I see today?   What time?   ...speak to today?   What time?

_____ _____ _____ _____

_____ _____ _____ _____

_____ _____ _____ _____

What did I do this afternoon?

_____

_____

What did I have for dinner?

_____

_____

Anything special on television?

_____

_____

Did I take my evening pills?   yes ___   no ___

How do I feel today?

_____

_____

_____

Today is...

_____

(Day of the week)   (Month)   (Date)   (Year)

What's the weather today?
(Circle one)

What did I do this morning?

Go to the bathroom	yes ___	no ___	Shower	yes ___	no ___
Brush my teeth	yes ___	no ___	Get dressed	yes ___	no ___
Wash my face	yes ___	no ___	Read the paper	yes ___	no ___
			Take my pills	yes	no

Other _____

_____

_____

What did I have for breakfast?

_____

_____

What are my plans for today?
(Make a list, and check them off when they are done!)

_____

_____

_____

_____

What did I have for lunch?

_____

_____

Whom did I see today? What time? **...speak to today?** What time?

_____ _____ _____ _____

_____ _____ _____ _____

_____ _____ _____ _____

What did I do this afternoon?

_____

_____

What did I have for dinner?

_____

_____

Anything special on television?

_____

_____

Did I take my evening pills?   yes ___   no ___

How do I feel today?

_____

_____

_____

_____

Today is...

_____

(Day of the week)   (Month)   (Date)   (Year)

What's the weather today?
(Circle one)

What did I do this morning?

Go to the bathroom	yes ___	no ___	Shower	yes ___	no ___
Brush my teeth	yes ___	no ___	Get dressed	yes ___	no ___
Wash my face	yes ___	no ___	Read the paper	yes ___	no ___
			Take my pills	yes ___	no ___

Other   _____

_____

_____

What did I have for breakfast?

_____

_____

What are my plans for today?
(Make a list, and check them off when they are done!)

_____

_____

_____

What did I have for lunch?

_____

_____

Whom did I see today? What time? ...speak to today? What time?

_____ _____ _____ _____

_____ _____ _____ _____

_____ _____ _____ _____

What did I do this afternoon?

_____

_____

What did I have for dinner?

_____

_____

Anything special on television?

_____

_____

Did I take my evening pills?   yes ___   no ___

How do I feel today?

_____

_____

_____

Today is...

_____
(Day of the week)   (Month)   (Date)   (Year)

What's the weather today?
(Circle one)

What did I do this morning?

Go to the bathroom	yes ___	no ___	Shower	yes ___ no ___
Brush my teeth	yes ___	no ___	Get dressed	yes ___ no ___
Wash my face	yes ___	no ___	Read the paper	yes ___ no ___
			Take my pills	yes ___ no ___

Other _____

_____

_____

What did I have for breakfast?

_____

_____

What are my plans for today?
(Make a list, and check them off when they are done!)

_____

_____

_____

_____

What did I have for lunch?

_____

_____

Whom did I see today?   What time?   ...speak to today?   What time?

_____   _____   _____   _____

_____   _____   _____   _____

_____   _____   _____   _____

What did I do this afternoon?

_____

_____

What did I have for dinner?

_____

_____

Anything special on television?

_____

_____

Did I take my evening pills?   yes ___   no ___

How do I feel today?

_____

_____

_____

Today is...

_____

(Day of the week)   (Month)   (Date)   (Year)

What's the weather today?
(Circle one)

What did I do this morning?

Go to the bathroom	yes ___	no ___	Shower	yes ___	no ___
Brush my teeth	yes ___	no ___	Get dressed	yes ___	no ___
Wash my face	yes ___	no ___	Read the paper	yes ___	no ___
			Take my pills	yes ___	no ___

Other _____

_____

_____

What did I have for breakfast?

_____

_____

What are my plans for today?
(Make a list, and check them off when they are done!)

_____

_____

_____

What did I have for lunch?

_____

_____

Whom did I see today?   What time?   ...speak to today?   What time?

_____   _____   _____   _____

_____   _____   _____   _____

_____   _____   _____   _____

What did I do this afternoon?

_____

_____

What did I have for dinner?

_____

_____

Anything special on television?

_____

_____

Did I take my evening pills?   yes ___   no ___

How do I feel today?

_____

_____

_____

Today is...

_____

What's the weather today?
(Circle one)

What did I do this morning?

Go to the bathroom	yes ___	no ___
Brush my teeth	yes ___	no ___
Wash my face	yes ___	no ___

Shower	yes ___	no ___
Get dressed	yes ___	no ___
Read the paper	yes ___	no ___
Take my pills	yes ___	no ___

Other _____

_____

_____

What did I have for breakfast?

_____

_____

What are my plans for today?
(Make a list, and check them off when they are done!)

_____

_____

_____

_____

What did I have for lunch?

_____

_____

Whom did I see today? What time? ...speak to today? What time?

_____	_____	_____	_____
_____	_____	_____	_____
_____	_____	_____	_____

What did I do this afternoon?

_____

_____

What did I have for dinner?

_____

_____

Anything special on television?

_____

_____

Did I take my evening pills?   yes ___   no ___

How do I feel today?

_____

_____

_____

Today is...

_____
(Day of the week)   (Month)   (Date)   (Year)

What's the weather today?
(Circle one)

What did I do this morning?

Go to the bathroom   yes ___   no ___   Shower   yes ___   no ___

Brush my teeth   yes ___   no ___   Get dressed   yes ___   no ___

Wash my face   yes ___   no ___   Read the paper yes ___   no ___

                                                 Take my pills   yes ___   no ___

Other   _____

_____

_____

What did I have for breakfast?

_____

_____

What are my plans for today?
(Make a list, and check them off when they are done!)

_____

_____

_____

What did I have for lunch?

_____

_____

Whom did I see today?   What time?   ...speak to today?   What time?

_____   _____   _____   _____

_____   _____   _____   _____

_____   _____   _____   _____

What did I do this afternoon?

_____

_____

What did I have for dinner?

_____

_____

Anything special on television?

_____

_____

Did I take my evening pills?   yes ___   no ___

How do I feel today?

_____

_____

_____

Today is...

_____
(Day of the week)   (Month)   (Date)   (Year)

What's the weather today?
(Circle one)

What did I do this morning?

Go to the bathroom	yes ___	no ___	Shower	yes ___	no ___
Brush my teeth	yes ___	no ___	Get dressed	yes ___	no ___
Wash my face	yes ___	no ___	Read the paper	yes ___	no ___
			Take my pills	yes ___	no ___

Other _____

_____

_____

What did I have for breakfast?

_____

_____

What are my plans for today?
(Make a list, and check them off when they are done!)

_____

_____

_____

_____

What did I have for lunch?

_____

_____

Whom did I see today? What time? ...speak to today? What time?

_____ _____ _____ _____

_____ _____ _____ _____

_____ _____ _____ _____

What did I do this afternoon?

_____

_____

What did I have for dinner?

_____

_____

Anything special on television?

_____

_____

Did I take my evening pills?　　yes ____　　no ____

How do I feel today?

_____

_____

_____

_____

Today is...

_____

(Day of the week)   (Month)   (Date)   (Year)

What's the weather today?
(Circle one)

What did I do this morning?

Go to the bathroom	yes ___	no ___	Shower	yes ___	no ___
Brush my teeth	yes ___	no ___	Get dressed	yes ___	no ___
Wash my face	yes ___	no ___	Read the paper	yes ___	no ___
			Take my pills	yes ___	no ___

Other _____

_____

_____

What did I have for breakfast?

_____

_____

What are my plans for today?
(Make a list, and check them off when they are done!)

_____

_____

_____

_____

What did I have for lunch?

_____

_____

Whom did I see today? What time? ...speak to today? What time?

_____ _____ _____ _____

_____ _____ _____ _____

_____ _____ _____ _____

What did I do this afternoon?

_____

_____

What did I have for dinner?

_____

_____

Anything special on television?

_____

_____

Did I take my evening pills?   yes ____   no ____

How do I feel today?

_____

_____

_____

Today is...

What's the weather today?
(Circle one)

What did I do this morning?

Go to the bathroom   yes ___   no ___   Shower   yes ___   no ___

Brush my teeth   yes ___   no ___   Get dressed   yes ___   no ___

Wash my face   yes ___   no ___   Read the paper   yes ___   no ___

                                                                    Take my pills   yes ___   no ___

Other _____

_____

_____

What did I have for breakfast?

_____

_____

What are my plans for today?
(Make a list, and check them off when they are done!)

_____

_____

_____

_____

What did I have for lunch?

_____

_____

Whom did I see today?   What time?   ...speak to today?   What time?

_____ _____ _____ _____

_____ _____ _____ _____

_____ _____ _____ _____

What did I do this afternoon?

_____

_____

What did I have for dinner?

_____

_____

Anything special on television?

_____

_____

Did I take my evening pills?   yes ___   no ___

How do I feel today?

_____

_____

_____

Today is...

_____

(Day of the week)   (Month)   (Date)   (Year)

What's the weather today?
(Circle one)

What did I do this morning?

Go to the bathroom	yes ___	no ___	Shower	yes ___	no ___
Brush my teeth	yes ___	no ___	Get dressed	yes ___	no ___
Wash my face	yes ___	no ___	Read the paper	yes ___	no ___
			Take my pills	yes ___	no ___

Other _____

_____

_____

What did I have for breakfast?

_____

_____

What are my plans for today?
(Make a list, and check them off when they are done!)

_____

_____

_____

_____

What did I have for lunch?

_____

_____

Whom did I see today? What time? ...speak to today? What time?

_____ _____ _____ _____

_____ _____ _____ _____

_____ _____ _____ _____

What did I do this afternoon?

_____

_____

What did I have for dinner?

_____

_____

Anything special on television?

_____

_____

Did I take my evening pills?   yes ___   no ___

How do I feel today?

_____

_____

_____

Today is...

_____

What's the weather today?
(Circle one)

What did I do this morning?

Go to the bathroom	yes ___	no ___	Shower	yes ___	no ___
Brush my teeth	yes ___	no ___	Get dressed	yes ___	no ___
Wash my face	yes ___	no ___	Read the paper	yes ___	no ___
			Take my pills	yes ___	no ___

Other _____

_____

_____

What did I have for breakfast?

_____

_____

What are my plans for today?
(Make a list, and check them off when they are done!)

_____

_____

_____

What did I have for lunch?

_____

_____

Whom did I see today?   What time?   ...speak to today?   What time?

_____ _____ _____ _____

_____ _____ _____ _____

_____ _____ _____ _____

What did I do this afternoon?

_____

_____

What did I have for dinner?

_____

_____

Anything special on television?

_____

_____

Did I take my evening pills?   yes ___   no ___

How do I feel today?

_____

_____

_____

Today is...

_____

(Day of the week)　　　(Month)　　　　　(Date)　　(Year)

What's the weather today?
(Circle one)

What did I do this morning?

Go to the bathroom　yes ___　no ___　　Shower　　yes ___　no ___

Brush my teeth　　　yes ___　no ___　　Get dressed　yes ___　no ___

Wash my face　　　　yes ___　no ___　　Read the paper　yes ___　no ___

　　　　　　　　　　　　　　　　　　Take my pills　yes ___　no ___

Other _____

_____

_____

What did I have for breakfast?

_____

_____

What are my plans for today?
(Make a list, and check them off when they are done!)

_____

_____

_____

_____

What did I have for lunch?

_____

_____

Whom did I see today?   What time?   ...speak to today?   What time?

_____   _____   _____   _____

_____   _____   _____   _____

_____   _____   _____   _____

What did I do this afternoon?

_____

_____

What did I have for dinner?

_____

_____

Anything special on television?

_____

_____

Did I take my evening pills?   yes ___   no ___

How do I feel today?

_____

_____

_____

Today is...

_____
(Day of the week)   (Month)   (Date)   (Year)

What's the weather today?
(Circle one)

What did I do this morning?

Go to the bathroom	yes ___	no ___	Shower	yes ___	no ___
Brush my teeth	yes ___	no ___	Get dressed	yes ___	no ___
Wash my face	yes ___	no ___	Read the paper	yes ___	no ___
			Take my pills	yes ___	no ___

Other _____

_____

_____

What did I have for breakfast?

_____

_____

What are my plans for today?
(Make a list, and check them off when they are done!)

_____

_____

_____

_____

What did I have for lunch?

_____

_____

Whom did I see today?   What time?   ...speak to today?   What time?

_____   _____   _____   _____

_____   _____   _____   _____

_____   _____   _____   _____

What did I do this afternoon?

_____

_____

What did I have for dinner?

_____

_____

Anything special on television?

_____

_____

Did I take my evening pills?   yes ___   no ___

How do I feel today?

_____

_____

_____

Today is...

_____

What's the weather today?
(Circle one)

What did I do this morning?

Go to the bathroom	yes ___	no ___	Shower	yes ___	no ___
Brush my teeth	yes ___	no ___	Get dressed	yes ___	no ___
Wash my face	yes ___	no ___	Read the paper	yes ___	no ___
			Take my pills	yes ___	no ___

Other _____

_____

_____

What did I have for breakfast?

_____

_____

What are my plans for today?
(Make a list, and check them off when they are done!)

_____

_____

_____

_____

What did I have for lunch?

_____

_____

Whom did I see today?   What time?   ...speak to today?   What time?

_____ _____ _____ _____

_____ _____ _____ _____

_____ _____ _____ _____

What did I do this afternoon?

_____

_____

What did I have for dinner?

_____

_____

Anything special on television?

_____

_____

Did I take my evening pills?   yes ___   no ___

How do I feel today?

_____

_____

_____

Today is...

_____
(Day of the week)   (Month)   (Date)   (Year)

What's the weather today?
(Circle one)

What did I do this morning?

Go to the bathroom	yes ___ no ___	Shower	yes ___ no ___
Brush my teeth	yes ___ no ___	Get dressed	yes ___ no ___
Wash my face	yes ___ no ___	Read the paper	yes ___ no ___
		Take my pills	yes ___ no ___

Other _____

_____

_____

What did I have for breakfast?

_____

_____

What are my plans for today?
(Make a list, and check them off when they are done!)

_____

_____

_____

_____

What did I have for lunch?

_____

_____

Whom did I see today? What time? ...speak to today? What time?

_____ _____ _____ _____

_____ _____ _____ _____

_____ _____ _____ _____

What did I do this afternoon?

_____

_____

What did I have for dinner?

_____

_____

Anything special on television?

_____

_____

Did I take my evening pills?   yes ___   no ___

How do I feel today?

_____

_____

_____

_____

Today is...

_____
(Day of the week)   (Month)   (Date)   (Year)

What's the weather today?
(Circle one)

What did I do this morning?

Go to the bathroom   yes ___   no ___   Shower   yes ___   no ___

Brush my teeth   yes ___   no ___   Get dressed   yes ___   no ___

Wash my face   yes ___   no ___   Read the paper   yes ___   no ___

                                                Take my pills   yes ___   no ___

Other _____

_____

_____

What did I have for breakfast?

_____

_____

What are my plans for today?
(Make a list, and check them off when they are done!)

_____

_____

_____

_____

What did I have for lunch?

_____

_____

Whom did I see today?   What time?   ...speak to today?   What time?

_____ _____ _____ _____

_____ _____ _____ _____

_____ _____ _____ _____

What did I do this afternoon?

_____

_____

What did I have for dinner?

_____

_____

Anything special on television?

_____

_____

Did I take my evening pills?   yes ___   no ___

How do I feel today?

_____

_____

_____

Today is...

_____
(Day of the week)   (Month)   (Date)   (Year)

What's the weather today?
(Circle one)

What did I do this morning?

Go to the bathroom	yes ___	no ___		Shower	yes ___	no ___
Brush my teeth	yes ___	no ___		Get dressed	yes ___	no ___
Wash my face	yes ___	no ___		Read the paper	yes ___	no ___
				Take my pills	yes ___	no ___

Other _____

_____

_____

What did I have for breakfast?

_____

_____

What are my plans for today?
(Make a list, and check them off when they are done!)

_____

_____

_____

_____

What did I have for lunch?

_____

_____

Whom did I see today?   What time?   ...speak to today?   What time?

_____   _____   _____   _____

_____   _____   _____   _____

_____   _____   _____   _____

What did I do this afternoon?

_____

_____

What did I have for dinner?

_____

_____

Anything special on television?

_____

_____

Did I take my evening pills?   yes ___   no ___

How do I feel today?

_____

_____

_____

Today is...

_____
(Day of the week)   (Month)   (Date)   (Year)

What's the weather today?
(Circle one)

What did I do this morning?

Go to the bathroom	yes ___	no ___	Shower	yes ___	no ___
Brush my teeth	yes ___	no ___	Get dressed	yes ___	no ___
Wash my face	yes ___	no ___	Read the paper	yes ___	no ___
			Take my pills	yes ___	no ___

Other _____

_____

_____

What did I have for breakfast?

_____

_____

What are my plans for today?
(Make a list, and check them off when they are done!)

_____

_____

_____

What did I have for lunch?

_____

_____

Whom did I see today? What time? ...speak to today? What time?

_____ _____ _____ _____

_____ _____ _____ _____

_____ _____ _____ _____

What did I do this afternoon?

_____

_____

What did I have for dinner?

_____

_____

Anything special on television?

_____

_____

Did I take my evening pills?   yes ___   no ___

How do I feel today?

_____

_____

_____

Today is...

_____

(Day of the week)   (Month)   (Date)   (Year)

What's the weather today?
(Circle one)

What did I do this morning?

Go to the bathroom	yes ___	no ___	Shower	yes ___	no ___
Brush my teeth	yes ___	no ___	Get dressed	yes ___	no ___
Wash my face	yes ___	no ___	Read the paper	yes ___	no ___
			Take my pills	yes ___	no ___

Other _____

_____

_____

What did I have for breakfast?

_____

_____

What are my plans for today?
(Make a list, and check them off when they are done!)

_____

_____

_____

_____

What did I have for lunch?

_____

_____

Whom did I see today? What time? **...speak to today?** What time?

_____ _____ _____ _____

_____ _____ _____ _____

_____ _____ _____ _____

What did I do this afternoon?

_____

_____

What did I have for dinner?

_____

_____

Anything special on television?

_____

_____

Did I take my evening pills?   yes ___   no ___

How do I feel today?

_____

_____

_____

_____

Today is...

_____

(Day of the week)   (Month)   (Date)   (Year)

What's the weather today?
(Circle one)

What did I do this morning?

Go to the bathroom	yes ___	no ___	Shower	yes ___	no ___
Brush my teeth	yes ___	no ___	Get dressed	yes ___	no ___
Wash my face	yes ___	no ___	Read the paper	yes ___	no ___
			Take my pills	yes ___	no ___

Other _____

_____

_____

What did I have for breakfast?

_____

_____

What are my plans for today?
(Make a list, and check them off when they are done!)

_____

_____

_____

_____

What did I have for lunch?

_____

_____

Whom did I see today?   What time?   ...speak to today?   What time?

_____   _____   _____   _____

_____   _____   _____   _____

_____   _____   _____   _____

What did I do this afternoon?

_____

_____

What did I have for dinner?

_____

_____

Anything special on television?

_____

_____

Did I take my evening pills?   yes ___   no ___

How do I feel today?

_____

_____

_____

Today is...

_____

(Day of the week)   (Month)   (Date)   (Year)

What's the weather today?

(Circle one)

What did I do this morning?

Go to the bathroom	yes ___	no ___	Shower	yes ___	no ___
Brush my teeth	yes ___	no ___	Get dressed	yes ___	no ___
Wash my face	yes ___	no ___	Read the paper	yes ___	no ___
			Take my pills	yes ___	no ___

Other _____

_____

_____

What did I have for breakfast?

_____

_____

What are my plans for today?

(Make a list, and check them off when they are done!)

_____

_____

_____

_____

What did I have for lunch?

_____

_____

Whom did I see today? What time? **...speak to today?** What time?

_____ _____ _____ _____

_____ _____ _____ _____

_____ _____ _____ _____

What did I do this afternoon?

_____

_____

What did I have for dinner?

_____

_____

Anything special on television?

_____

_____

Did I take my evening pills?   yes __   no __

How do I feel today?

_____

_____

_____

Today is...

_____

(Day of the week)   (Month)   (Date)   (Year)

What's the weather today?
(Circle one)

What did I do this morning?

Go to the bathroom	yes ___	no ___		Shower	yes ___	no ___
Brush my teeth	yes ___	no ___		Get dressed	yes ___	no ___
Wash my face	yes ___	no ___		Read the paper	yes ___	no ___
				Take my pills	yes ___	no ___

Other _____

_____

_____

What did I have for breakfast?

_____

_____

What are my plans for today?
(Make a list, and check them off when they are done!)

_____

_____

_____

What did I have for lunch?

_____

_____

Whom did I see today? What time?   ...speak to today?   What time?

_____   _____   _____   _____

_____   _____   _____   _____

_____   _____   _____   _____

What did I do this afternoon?

_____

_____

What did I have for dinner?

_____

_____

Anything special on television?

_____

_____

Did I take my evening pills?   yes ___   no ___

How do I feel today?

_____

_____

_____

Today is...

_____
(Day of the week)   (Month)   (Date)   (Year)

What's the weather today?
(Circle one)

What did I do this morning?

Go to the bathroom   yes ___   no ___   Shower   yes ___   no ___

Brush my teeth   yes ___   no ___   Get dressed   yes ___   no ___

Wash my face   yes ___   no ___   Read the paper   yes ___   no ___

                                        Take my pills   yes ___   no ___

Other _____

_____

_____

What did I have for breakfast?

_____

_____

What are my plans for today?
(Make a list, and check them off when they are done!)

_____

_____

_____

_____

What did I have for lunch?

_____

_____

Whom did I see today? What time? ...speak to today?   What time?

_____   _____   _____   _____

_____   _____   _____   _____

_____   _____   _____   _____

What did I do this afternoon?

_____

_____

What did I have for dinner?

_____

_____

Anything special on television?

_____

_____

Did I take my evening pills?   yes ___   no ___

How do I feel today?

_____

_____

_____

Today is...

_____
(Day of the week)   (Month)   (Date)   (Year)

What's the weather today?
(Circle one)

What did I do this morning?

Go to the bathroom   yes ___   no ___   Shower   yes ___   no ___

Brush my teeth   yes ___   no ___   Get dressed   yes ___   no ___

Wash my face   yes ___   no ___   Read the paper   yes ___   no ___

                                               Take my pills   yes ___   no ___

Other   _____

_____

_____

What did I have for breakfast?

_____

_____

What are my plans for today?
(Make a list, and check them off when they are done!)

_____

_____

_____

_____

What did I have for lunch?

_____

_____

Whom did I see today?   What time?   ...speak to today?   What time?

_____   _____   _____   _____

_____   _____   _____   _____

_____   _____   _____   _____

What did I do this afternoon?

_____

_____

What did I have for dinner?

_____

_____

Anything special on television?

_____

_____

Did I take my evening pills?   yes ___   no ___

How do I feel today?

_____

_____

_____

Today is...

_____

(Day of the week)   (Month)   (Date)   (Year)

What's the weather today?
(Circle one)

What did I do this morning?

Go to the bathroom	yes ___	no ___	Shower	yes ___	no ___
Brush my teeth	yes ___	no ___	Get dressed	yes ___	no ___
Wash my face	yes ___	no ___	Read the paper	yes ___	no ___
			Take my pills	yes ___	no ___

Other _____

_____

_____

What did I have for breakfast?

_____

_____

What are my plans for today?
(Make a list, and check them off when they are done!)

_____

_____

_____

What did I have for lunch?

_____

_____

Whom did I see today? What time? ...speak to today? What time?

_____ _____ _____ _____

_____ _____ _____ _____

_____ _____ _____ _____

What did I do this afternoon?

_____

_____

What did I have for dinner?

_____

_____

Anything special on television?

_____

_____

Did I take my evening pills?   yes ___   no ___

How do I feel today?

_____

_____

_____

Today is...

_____

(Day of the week)   (Month)   (Date)   (Year)

What's the weather today?
(Circle one)

What did I do this morning?

Go to the bathroom   yes ___   no ___   Shower   yes ___   no ___

Brush my teeth   yes ___   no ___   Get dressed   yes ___   no ___

Wash my face   yes ___   no ___   Read the paper yes ___   no ___

                                                 Take my pills   yes ___   no ___

Other _____

_____

_____

What did I have for breakfast?

_____

_____

What are my plans for today?
(Make a list, and check them off when they are done!)

_____

_____

_____

_____

What did I have for lunch?

_____

_____

Whom did I see today? What time? ...speak to today?   What time?

_____ _____ _____ _____

_____ _____ _____ _____

_____ _____ _____ _____

What did I do this afternoon?

_____

_____

What did I have for dinner?

_____

_____

Anything special on television?

_____

_____

Did I take my evening pills?   yes ___   no ___

How do I feel today?

_____

_____

_____

_____

Today is...

_____

What's the weather today?
(Circle one)

What did I do this morning?

Go to the bathroom   yes ____   no ____   Shower   yes ____   no ____

Brush my teeth   yes ____   no ____   Get dressed   yes ____   no ____

Wash my face   yes ____   no ____   Read the paper   yes ____   no ____

                                                                   Take my pills   yes ____   no ____

Other   _____

_____

_____

What did I have for breakfast?

_____

_____

What are my plans for today?
(Make a list, and check them off when they are done!)

_____

_____

_____

What did I have for lunch?

_____

_____

Whom did I see today? What time? ...speak to today? What time?

_____ _____ _____ _____

_____ _____ _____ _____

_____ _____ _____ _____

What did I do this afternoon?

_____

_____

What did I have for dinner?

_____

_____

Anything special on television?

_____

_____

Did I take my evening pills?   yes ___   no ___

How do I feel today?

_____

_____

_____

Today is...

_____
(Day of the week)   (Month)   (Date)   (Year)

What's the weather today?
(Circle one)

What did I do this morning?

Go to the bathroom	yes ___	no ___	Shower	yes ___	no ___
Brush my teeth	yes ___	no ___	Get dressed	yes ___	no ___
Wash my face	yes ___	no ___	Read the paper	yes ___	no ___
			Take my pills	yes ___	no ___

Other _____

_____

_____

What did I have for breakfast?

_____

_____

What are my plans for today?
(Make a list, and check them off when they are done!)

_____

_____

_____

_____

What did I have for lunch?

_____

_____

Whom did I see today? What time? ...speak to today? What time?

_____ _____ _____ _____

_____ _____ _____ _____

_____ _____ _____ _____

What did I do this afternoon?

_____

_____

What did I have for dinner?

_____

_____

Anything special on television?

_____

_____

Did I take my evening pills?   yes ___   no ___

How do I feel today?

_____

_____

_____

Today is...

_____

(Day of the week)   (Month)   (Date)   (Year)

What's the weather today?
(Circle one)

What did I do this morning?

Go to the bathroom	yes ____ no ____	Shower	yes ____ no ____
Brush my teeth	yes ____ no ____	Get dressed	yes ____ no ____
Wash my face	yes ____ no ____	Read the paper	yes ____ no ____
		Take my pills	yes ____ no ____

Other _____

_____

_____

What did I have for breakfast?

_____

_____

What are my plans for today?
(Make a list, and check them off when they are done!)

_____

_____

_____

_____

What did I have for lunch?

_____

_____

Whom did I see today?   What time?   ...speak to today?   What time?

_____   _____   _____   _____

_____   _____   _____   _____

_____   _____   _____   _____

What did I do this afternoon?

_____

_____

What did I have for dinner?

_____

_____

Anything special on television?

_____

_____

Did I take my evening pills?   yes ___   no ___

How do I feel today?

_____

_____

_____

Today is...

_____

(Day of the week)   (Month)   (Date)   (Year)

What's the weather today?
(Circle one)

What did I do this morning?

Go to the bathroom	yes ___	no ___	Shower	yes ___ no ___
Brush my teeth	yes ___	no ___	Get dressed	yes ___ no ___
Wash my face	yes ___	no ___	Read the paper	yes ___ no ___
			Take my pills	yes ___ no ___

Other _____

_____

_____

What did I have for breakfast?

_____

_____

What are my plans for today?
(Make a list, and check them off when they are done!)

_____

_____

_____

What did I have for lunch?

_____

_____

Whom did I see today?   What time?   ...speak to today?   What time?

_____ _____ _____ _____

_____ _____ _____ _____

_____ _____ _____ _____

What did I do this afternoon?

_____

_____

What did I have for dinner?

_____

_____

Anything special on television?

_____

_____

Did I take my evening pills?   yes ___   no ___

How do I feel today?

_____

_____

_____

Today is...

_____
(Day of the week)　　　(Month)　　　(Date)　　　(Year)

What's the weather today?
(Circle one)

What did I do this morning?

Go to the bathroom	yes ___	no ___	Shower	yes ___	no ___
Brush my teeth	yes ___	no ___	Get dressed	yes ___	no ___
Wash my face	yes ___	no ___	Read the paper	yes ___	no ___
			Take my pills	yes ___	no ___

Other _____

_____

_____

What did I have for breakfast?

_____

_____

What are my plans for today?
(Make a list, and check them off when they are done!)

_____

_____

_____

_____

What did I have for lunch?

_____

_____

Whom did I see today? What time? ...speak to today? What time?

_____ _____ _____ _____

_____ _____ _____ _____

_____ _____ _____ _____

What did I do this afternoon?

_____

_____

What did I have for dinner?

_____

_____

Anything special on television?

_____

_____

Did I take my evening pills?   yes ____   no ____

How do I feel today?

_____

_____

_____

Today is...

_____

(Day of the week)   (Month)   (Date)   (Year)

What's the weather today?
(Circle one)

What did I do this morning?

Go to the bathroom	yes ___	no ___	Shower	yes ___	no ___
Brush my teeth	yes ___	no ___	Get dressed	yes ___	no ___
Wash my face	yes ___	no ___	Read the paper	yes ___	no ___
			Take my pills	yes ___	no ___

Other _____

_____

_____

What did I have for breakfast?

_____

_____

What are my plans for today?
(Make a list, and check them off when they are done!)

_____

_____

_____

_____

What did I have for lunch?

_____

_____

Whom did I see today?   What time?   ...speak to today?   What time?

_____ _____ _____ _____

_____ _____ _____ _____

_____ _____ _____ _____

What did I do this afternoon?

_____

_____

What did I have for dinner?

_____

_____

Anything special on television?

_____

_____

Did I take my evening pills?   yes ___   no ___

How do I feel today?

_____

_____

_____

Today is...

_____
(Day of the week)   (Month)   (Date)   (Year)

What's the weather today?
(Circle one)

What did I do this morning?

Go to the bathroom	yes ___ no ___	Shower	yes ___ no ___
Brush my teeth	yes ___ no ___	Get dressed	yes ___ no ___
Wash my face	yes ___ no ___	Read the paper	yes ___ no ___
		Take my pills	yes ___ no ___

Other _____

_____

_____

What did I have for breakfast?

_____

_____

What are my plans for today?
(Make a list, and check them off when they are done!)

_____

_____

_____

_____

What did I have for lunch?

_____

_____

Whom did I see today? What time? ...speak to today? What time?

_____ _____ _____ _____

_____ _____ _____ _____

_____ _____ _____ _____

What did I do this afternoon?

_____

_____

What did I have for dinner?

_____

_____

Anything special on television?

_____

_____

Did I take my evening pills?   yes ___   no ___

How do I feel today?

_____

_____

_____

Today is...

_____

(Day of the week)   (Month)   (Date)   (Year)

What's the weather today?
(Circle one)

What did I do this morning?

Go to the bathroom	yes ___	no ___	Shower	yes ___	no ___
Brush my teeth	yes ___	no ___	Get dressed	yes ___	no ___
Wash my face	yes ___	no ___	Read the paper	yes ___	no ___
			Take my pills	yes ___	no ___

Other _____

_____

_____

What did I have for breakfast?

_____

_____

What are my plans for today?
(Make a list, and check them off when they are done!)

_____

_____

_____

_____

What did I have for lunch?

_____

_____

Whom did I see today? What time? ...speak to today?   What time?

_____ _____ _____ _____

_____ _____ _____ _____

_____ _____ _____ _____

What did I do this afternoon?

_____

_____

What did I have for dinner?

_____

_____

Anything special on television?

_____

_____

Did I take my evening pills?   yes ___   no ___

How do I feel today?

_____

_____

_____

_____

Today is...

_____
(Day of the week)   (Month)   (Date)   (Year)

What's the weather today?
(Circle one)

What did I do this morning?

Go to the bathroom	yes ___	no ___	Shower	yes ___	no ___
Brush my teeth	yes ___	no ___	Get dressed	yes ___	no ___
Wash my face	yes ___	no ___	Read the paper	yes ___	no ___
			Take my pills	yes ___	no ___

Other _____

_____

_____

What did I have for breakfast?

_____

_____

What are my plans for today?
(Make a list, and check them off when they are done!)

_____

_____

_____

_____

What did I have for lunch?

_____

_____

Whom did I see today?   What time?   ...speak to today?   What time?

_____   _____   _____   _____

_____   _____   _____   _____

_____   _____   _____   _____

What did I do this afternoon?

_____

_____

What did I have for dinner?

_____

_____

Anything special on television?

_____

_____

Did I take my evening pills?   yes ___   no ___

How do I feel today?

_____

_____

_____

Today is...

_____
(Day of the week)　　(Month)　　(Date)　　(Year)

What's the weather today?
(Circle one)

What did I do this morning?

Go to the bathroom	yes ___	no ___		Shower	yes ___	no ___
Brush my teeth	yes ___	no ___		Get dressed	yes ___	no ___
Wash my face	yes ___	no ___		Read the paper	yes ___	no ___
				Take my pills	yes ___	no ___

Other _____

_____

_____

What did I have for breakfast?

_____

_____

What are my plans for today?
(Make a list, and check them off when they are done!)

_____

_____

_____

_____

What did I have for lunch?

_____

_____

Whom did I see today? What time? **...speak to today?** What time?

_____ _____ _____ _____

_____ _____ _____ _____

_____ _____ _____ _____

What did I do this afternoon?

_____

_____

What did I have for dinner?

_____

_____

Anything special on television?

_____

_____

Did I take my evening pills?   yes ___   no ___

How do I feel today?

_____

_____

_____

Today is...

_____
(Day of the week)   (Month)   (Date)   (Year)

What's the weather today?
(Circle one)

What did I do this morning?

Go to the bathroom   yes ____ no ____   Shower   yes ____ no ____

Brush my teeth   yes ____ no ____   Get dressed   yes ____ no ____

Wash my face   yes ____ no ____   Read the paper   yes ____ no ____

                                                  Take my pills   yes ____ no ____

Other _____

_____

_____

What did I have for breakfast?

_____

_____

What are my plans for today?
(Make a list, and check them off when they are done!)

_____

_____

_____

What did I have for lunch?

_____

_____

Whom did I see today? What time? **...speak to today?** What time?

_____ _____ _____ _____

_____ _____ _____ _____

_____ _____ _____ _____

What did I do this afternoon?

_____

_____

What did I have for dinner?

_____

_____

Anything special on television?

_____

_____

Did I take my evening pills?   yes ___   no ___

How do I feel today?

_____

_____

_____

Today is...

_____

(Day of the week)　　(Month)　　(Date)　(Year)

What's the weather today?
(Circle one)

What did I do this morning?

Go to the bathroom　yes ___　no ___　　Shower　yes ___　no ___

Brush my teeth　yes ___　no ___　　Get dressed　yes ___　no ___

Wash my face　yes ___　no ___　　Read the paper　yes ___　no ___

　　　　　　　　　　　　　　　　Take my pills　yes ___　no ___

Other　_____

_____

_____

What did I have for breakfast?

_____

_____

What are my plans for today?
(Make a list, and check them off when they are done!)

_____

_____

_____

_____

What did I have for lunch?

_____

_____

Whom did I see today? What time? ...speak to today? What time?

_____ _____ _____ _____

_____ _____ _____ _____

_____ _____ _____ _____

What did I do this afternoon?

_____

_____

What did I have for dinner?

_____

_____

Anything special on television?

_____

_____

Did I take my evening pills?   yes ___   no ___

How do I feel today?

_____

_____

_____

Today is...

_____
(Day of the week)   (Month)   (Date)   (Year)

What's the weather today?
(Circle one)

What did I do this morning?

Go to the bathroom	yes ___	no ___	Shower	yes ___	no ___
Brush my teeth	yes ___	no ___	Get dressed	yes ___	no ___
Wash my face	yes ___	no ___	Read the paper	yes ___	no ___
			Take my pills	yes ___	no ___

Other _____

_____

_____

What did I have for breakfast?

_____

_____

What are my plans for today?
(Make a list, and check them off when they are done!)

_____

_____

_____

_____

What did I have for lunch?

_____

_____

Whom did I see today? What time? ...speak to today? What time?

_____ _____ _____ _____

_____ _____ _____ _____

_____ _____ _____ _____

What did I do this afternoon?

_____

_____

What did I have for dinner?

_____

_____

Anything special on television?

_____

_____

Did I take my evening pills?   yes __   no __

How do I feel today?

_____

_____

_____

_____

Today is...

_____
(Day of the week) (Month) (Date) (Year)

What's the weather today?
(Circle one)

What did I do this morning?

Go to the bathroom   yes ____ no ____   Shower   yes ____ no ____

Brush my teeth   yes ____ no ____   Get dressed   yes ____ no ____

Wash my face   yes ____ no ____   Read the paper yes ____ no ____

                                            Take my pills   yes ____ no ____

Other _____

_____

_____

What did I have for breakfast?

_____

_____

What are my plans for today?
(Make a list, and check them off when they are done!)

_____

_____

_____

_____

What did I have for lunch?

_____

_____

Whom did I see today?   What time?   ...speak to today?   What time?

_____ _____ _____ _____

_____ _____ _____ _____

_____ _____ _____ _____

What did I do this afternoon?

_____

_____

What did I have for dinner?

_____

_____

Anything special on television?

_____

_____

Did I take my evening pills?   yes ___   no ___

How do I feel today?

_____

_____

_____

Today is...

_____

(Day of the week)   (Month)   (Date)   (Year)

What's the weather today?

(Circle one)

What did I do this morning?

Go to the bathroom	yes ___	no ___	Shower	yes ___	no ___
Brush my teeth	yes ___	no ___	Get dressed	yes ___	no ___
Wash my face	yes ___	no ___	Read the paper	yes ___	no ___
			Take my pills	yes ___	no ___

Other _____

_____

_____

What did I have for breakfast?

_____

_____

What are my plans for today?

(Make a list, and check them off when they are done!)

_____

_____

_____

_____

What did I have for lunch?

_____

_____

Whom did I see today?   What time?   ...speak to today?   What time?

_____   _____   _____   _____

_____   _____   _____   _____

_____   _____   _____   _____

What did I do this afternoon?

_____

_____

What did I have for dinner?

_____

_____

Anything special on television?

_____

_____

Did I take my evening pills?   yes ___   no ___

How do I feel today?

_____

_____

_____

Today is...

_____

What's the weather today?
(Circle one)

What did I do this morning?

Go to the bathroom	yes ___	no ___	Shower	yes ___	no ___
Brush my teeth	yes ___	no ___	Get dressed	yes ___	no ___
Wash my face	yes ___	no ___	Read the paper	yes ___	no ___
			Take my pills	yes ___	no ___

Other _____

_____

_____

What did I have for breakfast?

_____

_____

What are my plans for today?
(Make a list, and check them off when they are done!)

_____

_____

_____

_____

What did I have for lunch?

_____

_____

Whom did I see today? What time? ...speak to today? What time?

_____ _____ _____ _____

_____ _____ _____ _____

_____ _____ _____ _____

What did I do this afternoon?

_____

_____

What did I have for dinner?

_____

_____

Anything special on television?

_____

_____

Did I take my evening pills?   yes ___   no ___

How do I feel today?

_____

_____

_____

Today is...

_____

What's the weather today?
(Circle one)

What did I do this morning?

Go to the bathroom	yes ___	no ___	Shower	yes ___	no ___
Brush my teeth	yes ___	no ___	Get dressed	yes ___	no ___
Wash my face	yes ___	no ___	Read the paper	yes ___	no ___
			Take my pills	yes ___	no ___

Other _____

_____

_____

What did I have for breakfast?

_____

_____

What are my plans for today?
(Make a list, and check them off when they are done!)

_____

_____

_____

_____

What did I have for lunch?

_____

_____

Whom did I see today? What time? ...speak to today? What time?

_____ _____ _____ _____

_____ _____ _____ _____

_____ _____ _____ _____

What did I do this afternoon?

_____

_____

What did I have for dinner?

_____

_____

Anything special on television?

_____

_____

Did I take my evening pills?   yes ___   no ___

How do I feel today?

_____

_____

_____

Today is...

_____

(Day of the week)   (Month)   (Date)   (Year)

What's the weather today?
(Circle one)

What did I do this morning?

Go to the bathroom	yes ___ no ___	Shower	yes ___ no ___
Brush my teeth	yes ___ no ___	Get dressed	yes ___ no ___
Wash my face	yes ___ no ___	Read the paper	yes ___ no ___
		Take my pills	yes ___ no ___

Other _____

_____

_____

What did I have for breakfast?

_____

_____

What are my plans for today?
(Make a list, and check them off when they are done!)

_____

_____

_____

_____

What did I have for lunch?

_____

_____

Whom did I see today?   What time?   ...speak to today?   What time?

_____ _____   _____ _____

_____ _____   _____ _____

_____ _____   _____ _____

What did I do this afternoon?

_____

_____

What did I have for dinner?

_____

_____

Anything special on television?

_____

_____

Did I take my evening pills?   yes ___   no ___

How do I feel today?

_____

_____

_____

Today is...

_____

(Day of the week)   (Month)   (Date)   (Year)

What's the weather today?
(Circle one)

What did I do this morning?

Go to the bathroom	yes ___ no ___	Shower	yes ___ no ___
Brush my teeth	yes ___ no ___	Get dressed	yes ___ no ___
Wash my face	yes ___ no ___	Read the paper	yes ___ no ___
		Take my pills	yes ___ no ___

Other _____

_____

_____

What did I have for breakfast?

_____

_____

What are my plans for today?
(Make a list, and check them off when they are done!)

_____

_____

_____

_____

What did I have for lunch?

_____

_____

Whom did I see today?   What time?   ...speak to today?   What time?

_____ _____ _____ _____

_____ _____ _____ _____

_____ _____ _____ _____

What did I do this afternoon?

_____

_____

What did I have for dinner?

_____

_____

Anything special on television?

_____

_____

Did I take my evening pills?   yes ___   no ___

How do I feel today?

_____

_____

_____

Today is...

_____
(Day of the week)   (Month)   (Date)   (Year)

What's the weather today?
(Circle one)

What did I do this morning?

Go to the bathroom	yes ___	no ___	Shower	yes ___	no ___
Brush my teeth	yes ___	no ___	Get dressed	yes ___	no ___
Wash my face	yes ___	no ___	Read the paper	yes ___	no ___
			Take my pills	yes ___	no ___

Other _____

_____

_____

What did I have for breakfast?

_____

_____

What are my plans for today?
(Make a list, and check them off when they are done!)

_____

_____

_____

_____

What did I have for lunch?

_____

_____

Whom did I see today?   What time?   ...speak to today?   What time?

_____   _____   _____   _____

_____   _____   _____   _____

_____   _____   _____   _____

What did I do this afternoon?

_____

_____

What did I have for dinner?

_____

_____

Anything special on television?

_____

_____

Did I take my evening pills?   yes ___   no ___

How do I feel today?

_____

_____

_____

Today is...

_____
(Day of the week)   (Month)   (Date)   (Year)

What's the weather today?
(Circle one)

What did I do this morning?

Go to the bathroom   yes ___   no ___   Shower   yes ___   no ___

Brush my teeth   yes ___   no ___   Get dressed   yes ___   no ___

Wash my face   yes ___   no ___   Read the paper yes ___   no ___

                                               Take my pills   yes ___   no ___

Other _____

_____

_____

What did I have for breakfast?

_____

_____

What are my plans for today?
(Make a list, and check them off when they are done!)

_____

_____

_____

_____

What did I have for lunch?

_____

_____

Whom did I see today? What time? ...speak to today? What time?

_____ _____ _____ _____

_____ _____ _____ _____

_____ _____ _____ _____

What did I do this afternoon?

_____

_____

What did I have for dinner?

_____

_____

Anything special on television?

_____

_____

Did I take my evening pills?   yes ___   no ___

How do I feel today?

_____

_____

_____